MUSÉE

DE LA

FACULTÉ DE MÉDECINE DE STRASBOURG.

OBSERVATIONS

D'ANATOMIE PATHOLOGIQUE,

ACCOMPAGNÉES DE L'HISTOIRE DES MALADIES QUI S'Y RATTACHENT ;

PAR

C. H. EHRMANN,

Professeur à la Faculté de médecine, Directeur du Musée d'anatomie, Médecin accoucheur en chef à l'hospice civil et Professeur de l'école départementale d'accouchement ; Président de la Société de médecine et de celle du Muséum d'histoire naturelle de Strasbourg ; Correspondant des sociétés savantes de Vienne, de Gœttingue, de Fribourg, de Heidelberg, d'Erlangen, de Bonn, de Leipsic et de Naples ; Membre résidant de la Société des sciences, arts et agriculture du département du Bas-Rhin.

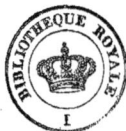

PREMIER FASCICULE.
Avec cinq planches lithographiées.

STRASBOURG,

DE L'IMPRIMERIE DE V.ᵉ BERGER-LEVRAULT, IMPRIMEUR DE L'ACADÉMIE.

—

1843.

AVANT-PROPOS.

LE but de cette publication est de faire connaître successivement ce que notre Musée renferme de plus remarquable sous le rapport de l'anatomie pathologique. Joindre l'histoire de la maladie à la description des changements morbides des organes, et reproduire ces derniers à l'aide du dessin, me semble indispensable aujourd'hui pour donner à nos collections tout l'intérêt qu'elles méritent. Aussi, quoique les altérations organiques observées après la mort attestent malheureusement et le plus souvent l'impuissance de l'art, leur étude devient néanmoins une source d'enseignements propres à nous aider à dérober à la nature quelques-uns de ses secrets. *Mors ipsa docet morti subducere vivos.* Mon intention n'étant point de fournir un tableau complet des lésions organiques considérées dans les différents appareils de l'économie, je me suis borné, pour le moment, à faire un choix parmi les cas les plus intéressants qui se sont offerts à mon observation. C'est ce travail que je livre avec confiance à la bienveillante appréciation de mes collègues et de mes confrères.

C. H. EHRMANN.

MALADIE ORGANIQUE

DE

L'APPAREIL BILIAIRE;

TUMEUR CELLULO-GRAISSEUSE DÉVELOPPÉE DANS LE CONDUIT CHOLÉDOQUE;
DILATATION EXTRAORDINAIRE ET RUPTURE DE LA VÉSICULE DU FIEL.

(Observation communiquée à la section de médecine du Congrès scientifique, dans sa séance
du 8 octobre 1842.)

HISTOIRE DE LA MALADIE.

M. N., âgé de soixante-quatre ans, d'une constitution des plus robustes, d'un tempérament sanguin-bilieux, d'un caractère extrêmement énergique et d'une volonté persévérante, se trouva, vers le commencement du mois d'octobre 1838, sous le poids d'émotions vives et continuelles; tout à coup apparut une teinte jaune de la peau, avec coloration plus jaune encore de la conjonctive oculaire; aucun autre symptôme maladif n'accompagnait ces phénomènes, et de nombreuses occupations forçant M. N. de vaquer à ses affaires, il se livra, comme par le passé, à la fatigue du travail. L'appétit n'avait point subi de changement notable: l'habitude d'un régime irrégulier, celle de supporter toutes les intempéries des saisons et de braver les causes déterminantes des maladies, avait éloigné l'idée des soins particuliers, et plus encore de tout traitement médical. Bientôt cependant il fallut songer à empêcher le mal de faire des progrès; à la suite de nouvelles émotions, la couleur de la peau avait contracté une nuance plus foncée, les digestions commencèrent à devenir lentes, pénibles, et un sentiment de lassitude, accompagné d'un commencement de maigreur, s'associèrent à la jaunisse bien déclarée. Ce fut alors que M. N. se décida à se soumettre à un traitement régulier et en rapport avec l'altération organique présumée, ainsi qu'avec les symptômes existants. La marche de la maladie n'en fut point enrayée; souvent les médicaments ne pouvaient être supportés, et d'autres fois leur administration devenait difficile. Trois mois s'écoulèrent ainsi, sans

N.º I.

que les diverses méthodes curatives essayées, apportassent une amélioration sensible. Point de fièvre, point de douleur dans la région du foie, point de tuméfaction apparente de ce viscère; mais digestions pénibles, selles grises, quelquefois bleuâtres, ressemblant à du plâtre délayé, faiblesse générale, amaigrissement progressif, teinte ictérique plus foncée; tels étaient les phénomènes qui caractérisaient l'état du malade vers la fin de décembre 1838.

On avait pensé que l'éloignement du lieu où se répétaient souvent des causes d'agitation et d'irritation pour M. N., que le changement d'air, d'habitudes et de régime contribueraient peut-être plutôt au rétablissement tant désiré, et l'on engagea le malade à changer de résidence, tout en lui faisant continuer les soins que réclamait sa position. Il arriva à sa nouvelle destination dans la dernière semaine de décembre 1838, offrant les symptômes énoncés plus haut, inquiet et impatient de n'avoir vu survenir jusqu'à présent aucune amélioration, et fermement décidé à suivre scrupuleusement le traitement qui lui serait prescrit. Je fus assisté alors pour les soins à donner au malade, par mes honorables collègues M. Coze, doyen de la faculté de médecine, et M. Bégin, chirurgien en chef à l'hôpital militaire de Strasbourg.

Un examen attentif du malade, les renseignements pris sur son état antérieur, sur la cause et sur les progrès de son affection, l'insuccès du traitement et l'observation journalière des moindres particularités concernant sa situation présente, firent bientôt porter un pronostic fâcheux et désespérer de la possibilité d'une guérison. Il n'y avait plus de doute sur l'existence d'une maladie organique du foie et sur la présence d'un obstacle mécanique à l'écoulement de la bile dans l'intestin. Mais cet obstacle, quel était-il? consistait-il dans un resserrement spasmodique des canaux biliaires? ou dans leur oblitération par une compression soutenue? ou bien des calculs biliaires étaient-ils engagés dans le canal cholédoque? etc. C'est ce qui, dans le moment, était de toute impossibilité de décider. Toujours est-il que le foie avait augmenté de volume, et que dans la région hypocondriaque droite, entre le rebord des côtes et l'os des îles, on sentait distinctement une tumeur dont les dimensions n'étaient pas constantes; tumeur qui, quelquefois, présentait les caractères d'une poche fluctuante très-distendue, et qui d'autres fois semblait tenir à la substance même du foie, dont le bord tranchant aurait été notablement engorgé. Malgré l'emploi de tous les moyens rationnels, la maladie continua à faire des progrès bien sensibles, et de quinze jours en quinze jours on vit une diminution progressive des forces, avec augmentation de maigreur, sans disparition de la teinte jaune foncée, dont tous les tissus visibles étaient saturés. Les selles continuaient d'être blanches et comme plâtreuses; cependant elles devinrent à la fin colorées et presque naturelles. Ce changement, qui ranima beaucoup le courage du malade, ne nous parut être que le résultat de l'exhalation de la matière bilieuse par la surface muqueuse des intestins qui en était imprégnée, et non pas une preuve suffisante du rétablissement du cours naturel de la bile; l'autopsie ne justifia que trop cette présomption.

L'absence de douleurs, qui jusqu'à présent avait été assez remarquable, l'immense quantité de bile rendue journellement par de copieuses urines, faisaient présumer que la marche lente et chronique de cette affection pourrait bien de longtemps ne subir aucune modification marquée, lorsque dans le cours du second mois de séjour du malade à Strasbourg, il survint, à trois reprises différentes et à des intervalles peu éloignés, des accidents graves, caractérisés par des douleurs intolérables dans la région épigastrique; la souffrance arrachait au malade des cris aigus et lamentables. Ces douleurs durèrent chaque fois pendant six à huit heures, et puis se dissipèrent peu à peu. Mais leur apparition subite, leur intensité, firent croire à quelque rupture suivie d'épanchement dans la cavité péritonéale, et chaque fois la disparition des phénomènes attribués à un si grave accident, vint en ébranler le diagnostic. Après de pareils orages, les forces du malade baissèrent considérablement : les fonctions digestives de plus en plus enrayées, ajoutaient à l'état de marasme, qui, après quelques jours de difficulté dans la déglutition, d'expulsion de selles noirâtres involontaires et abondantes, de refroidissement progressif des extrémités et d'intermittence dans le pouls, se termina par la mort. Les derniers instants du malade furent très-calmes, et peu d'heures avant d'expirer, il s'occupa encore avec la plus rare intelligence et avec une présence d'esprit admirable, des détails importants de sa vaste industrie manufacturière.

AUTOPSIE CADAVÉRIQUE.

Maigreur extrême de tout le corps; nulle infiltration, ni des extrémités inférieures ni de l'abdomen; peau d'un jaune foncé dans toute l'étendue de sa surface, la paume de la main et la plante des pieds exceptées. Le cerveau n'a pas été examiné. A l'ouverture de la poitrine, on a trouvé les poumons à l'état sain, mais dépourvus de sang; le cœur vide, un peu flasque dans son tissu, et ses dimensions s'écartant légèrement du type normal.

Cavité abdominale. Tous les organes plus ou moins pénétrés de la teinte jaune; léger épaississement des tuniques intestinales et de celles de l'estomac;

aucune trace d'inflammation chronique de la muqueuse digestive. Rate ramollie, réduite en putrilage. Reins mollasses, s'écartant peu de leur volume ordinaire et ne présentant pas de traces visibles d'altération organique, mais saturés de couleur jaune.

L'appareil hépatique, siége du plus grand désordre, a offert les particularités suivantes[1] : augmentation considérable du volume du foie, son parenchyme ramolli, gorgé de bile noire verdâtre, dilatation extraordinaire de toutes les ramifications du conduit hépatique, rempli du même liquide; vésicule du fiel à tuniques épaissies, énormément distendue, surmontée de deux poches accessoires, renfermant à peu près un litre de la substance indiquée. Le conduit cystique accolé au conduit hépatique, mais séparé de ce dernier par une cloison épaisse, est très-développé et s'unit au canal hépatique par une ouverture qui admet l'extrémité du petit doigt. A quelques lignes de cette réunion, par conséquent à l'origine du canal cholédoque, se trouve une masse fibreuse compacte, entourant ce canal à l'extérieur en manière d'anneau et rétrécissant sa cavité. Un peu plus bas on rencontre, après l'incision du canal, une substance cellulo-graisseuse développée sur la tunique interne de ce conduit, et qui en oblitérait entièrement la lumière. Au delà de ce produit pathologique, constituant ainsi l'obstacle mécanique à l'écoulement de la bile, et la cause du reflux de ce liquide vers le foie et la vésicule du fiel, le canal cholédoque, resté perméable, s'est trouvé réduit à de très-petites dimensions. A l'ouverture de la poche biliaire, on a découvert les traces des ruptures[2] qui se sont opérées à diverses reprises dans la tunique interne, et les communications qui se sont établies par suite de ces accidents entre le réservoir de la bile et ses kystes accessoires. Un caillot sanguin de la grosseur d'un œuf de poule, renfermé dans la vésicule et noyé dans l'immense amas de bile, s'est échappé lors de l'incision que l'on a pratiquée sur cette poche.

REMARQUES.

Les altérations organiques de l'appareil biliaire, si nombreuses et si variées, constituent, comme on sait, des maladies dont la gravité est surtout en rapport avec le défaut de sécrétion ou d'excrétion du liquide biliaire. Ici il n'est question que d'un obstacle mécanique à l'écoulement de la bile dans l'intestin. Mais cet obstacle se rencontre quelquefois au canal hépatique,

---

1. Voyez planche I.re
2. Voyez planche II.

Maladie organique de l'Appareil biliaire.

AAAA. Foie, vu par sa surface concave.

B. Vésicule biliaire très développée et distendue par du liquide.

C.C. Poches accessoires formées par suite de rupture de la Vésicule.

D.D. Conduits hépatique et cystique dilatés, paraissant réunis.

E. Cercle fibreux retrécissant le Canal Cholédoque.

F. Tumeur cellulo-graisseuse obturant le même Conduit.

G. Canal Cholédoque au-dessous de son oblitération.

H. Petit lobe du Foie.

J. Veine Cave inférieure.

K. Intestin Duodénum.

L. Glande pancréatique.

M. Faulx du Péritoine.

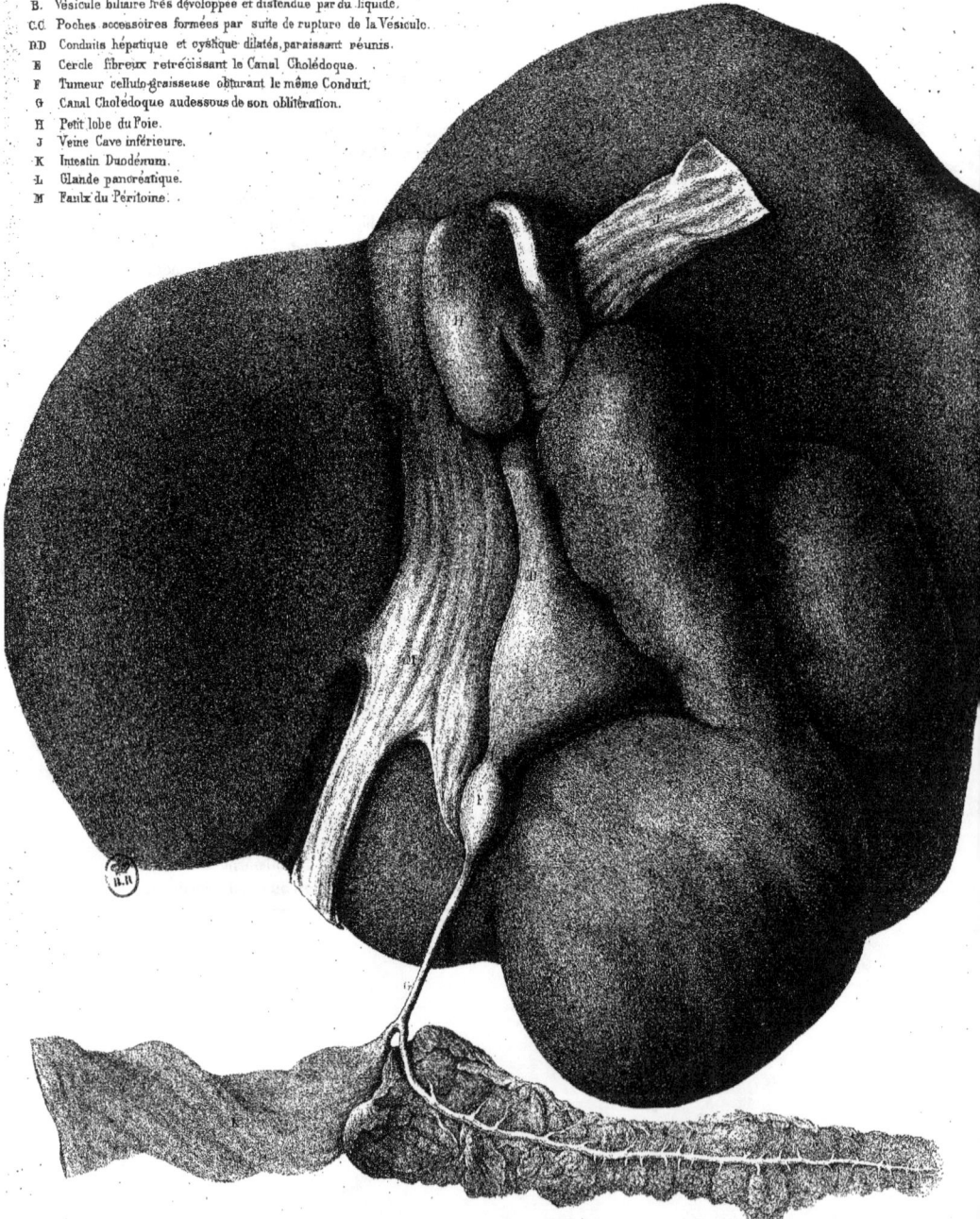

Dessiné d'après nature par Huryolt.

Lith. W. Simon à Strasbourg.

Maladie organique de l'Appareil biliaire.

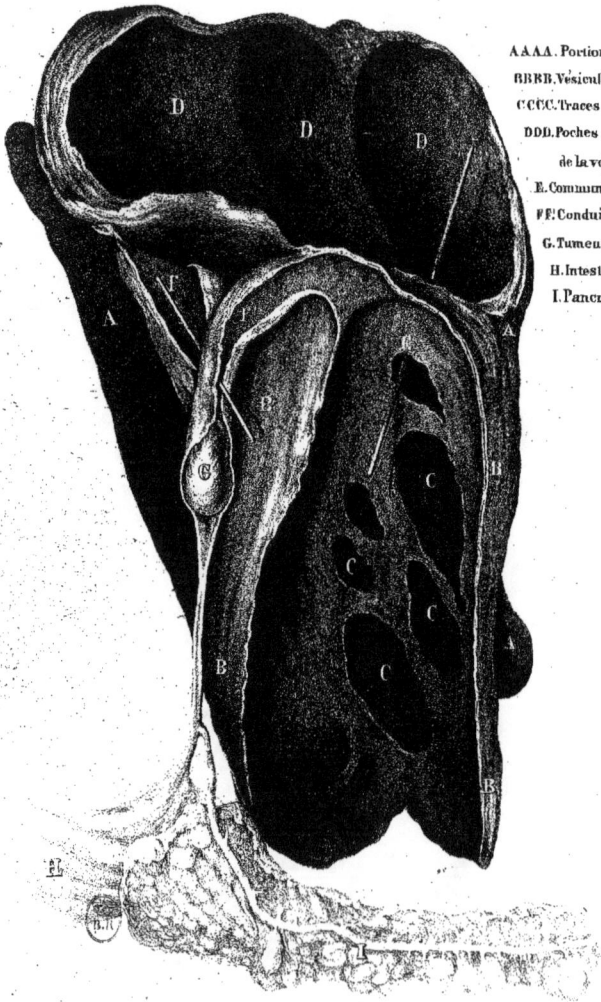

AAAA. Portion du foie avec la vésicule biliaire

BBBB. Vésicule biliaire incisée & vuidée.

CCCC. Traces de rupture de la tunique interne.

DDD. Poches secondaires formées par la rupture de la vésicule du fiel.

E. Communication entre les poches & la vésicule.

FF. Conduits hépatique & cystique, ouverts.

G. Tumeur cellulo-graisseuse du canal Cholédoque

H. Intestin Duodénum.

I. Pancréas.

Dessiné d'après nature par Hergott.

Lith. de F. Simon à Strasbourg

d'autres fois et le plus souvent au conduit cystique; enfin, le canal cholédoque peut à son tour se trouver oblitéré, dans une plus ou moins grande
étendue, par un corps étranger. Les exemples de calculs biliaires, logés dans
un point quelconque de l'appareil excréteur, sont très-nombreux, et nous
en possédons un qui mérite d'être cité à cause de sa singularité. Une femme
d'une cinquantaine d'années mourut à la clinique de LOBSTEIN. A l'examen
du cadavre, on rencontra une quantité énorme de vers ascarides lombricoïdes
dans toute l'étendue de l'intestin grêle; d'autres remplissaient toutes les divi-
sions du canal hépatique, et le conduit cholédoque en était, pour ainsi dire,
farci; il avait acquis, par sa distension, la grosseur d'un doigt[1]; mais ce
qu'il y avait de plus remarquable, c'est qu'un calcul biliaire pyriforme
correspondait par sa base à l'orifice duodénal, qu'il obstruait complétement.
En divisant cette concrétion par son milieu, on s'aperçut que le noyau était
formé par un lombric desséché.[2]

La dégénérescence organique, dont l'histoire qui précède donne les détails,
était d'une autre nature; liée intimement aux parois du canal cholédoque,
la tumeur cellulo-graisseuse paraît s'être développée dans la tunique interne
du conduit, dont elle a, au bout de peu de temps, fait disparaître la cavité.
C'est du moment où cette oblitération eut lieu, que dataient surtout le trouble
manifeste des fonctions digestives, la décoloration des matières fécales et
l'amaigrissement progressif du malade. Mais les accidents graves survenus
plus tard tenaient à l'accumulation successive de la bile dans le foie, à
son séjour trop prolongé et à son altération; puis, enfin, au reflux du liquide
biliaire dans la vésicule du fiel, à l'énorme distension de cette poche et aux
ruptures qui se sont opérées à diverses reprises. Ces solutions de continuité
ont eu lieu à la partie supérieure et postérieure de la vésicule, là où elle
n'est point recouverte par la séreuse péritonéale; la tunique interne, ne
pouvant plus résister à l'extrême dilatation, se fendit, et la couche du tissu
cellulaire ambiant, comprimée par l'abord du liquide biliaire, se forma
bientôt en kyste accessoire, dont la face concave du foie constitua la paroi
antérieure. La quantité de liquide venant toujours à augmenter dans ces
réservoirs, il se fit bientôt de nouvelles crevasses, donnant lieu à des poches
secondaires restant en communication avec le kyste primitif. Toutes ces
lésions, signalées chaque fois qu'elles s'opéraient, par des douleurs excessive-

---

1. Voyez Catalogue du Musée anatomique de la Faculté, n.° 1987 : Conduits biliaires remplis
de vers ascarides lombricoïdes.

2. Anat. pathol., 1.ʳᵉ livrais., pl. XIV, fig. 10 et 11.

ment vives, se seraient probablement répétées, si le malade avait continué à vivre, et il y a tout lieu de croire que la scène se serait terminée par un épanchement considérable de bile dans la cavité abdominale.

Le nouveau produit pathologique fixé dans le canal cholédoque, et qui a causé de si graves désordres en amenant la mort par des effets secondaires, appartient à ces transformations organiques par suite du développement d'un tissu cellulo-graisseux accidentel[1]. C'est en vain que j'ai cherché des faits analogues dans les fastes de la science. L'histoire des maladies du foie et de ses annexes montre des exemples de plus d'un genre touchant les affections de l'appareil excréteur, telles que l'épaississement des canaux biliaires, leur induration squirrheuse, des obstacles mécaniques situés à l'extérieur, des calculs biliaires logés dans l'intérieur de ces conduits, ainsi que dans la vésicule; mais nulle part je n'ai rencontré cette transformation de la tunique interne du canal cholédoque portée au point d'oblitérer complétement la cavité de ce canal, de rendre impossible l'écoulement de la bile dans le duodénum, et de produire la dilatation énorme, avec rupture, de la vésicule biliaire, sans épanchement de ce liquide dans la cavité péritonéale. C'est la singularité de ce cas qui m'a engagé à le publier. J'ajouterai, en terminant, que le travail le plus récent sur les altérations organiques de la vésicule du fiel et des conduits biliaires, est celui de M. Durand-Fardel, inséré dans les cahiers de juin 1840 et d'avril 1841 des Archives générales de médecine. Les maladies que l'on y trouve exposées sont : 1.° le cancer de la vésicule du fiel et du canal cholédoque; 2.° l'atrophie et l'induration du réservoir biliaire; 3.° l'épaississement et le rétrécissement des trois canaux biliaires limités à leur point de réunion; 4.° l'oblitération du canal cystique; 5.° enfin, l'inflammation et la présence de calculs biliaires dans la vésicule du fiel.

---

1. La pièce conservée dans l'alcool, est déposée au Musée anatomique de la Faculté, sous le n.° 1989 a.

MALADIE ORGANIQUE

DE L'APPAREIL VOCAL,

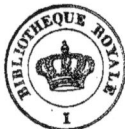

CONNUE SOUS LE NOM DE

POLYPE DU LARYNX.

EXCROISSANCE FIBRO-CELLULEUSE LOBULÉE, FIXÉE AU LIGAMENT INFÉRIEUR GAUCHE DE LA GLOTTE; ALTÉRATION DE LA VOIX; MORT PAR SUFFOCATION.

L'histoire des polypes du larynx, en tant que l'on réserve cette dénomination aux excroissances fibro-celluleuses des cordes vocales, me semble mériter une attention toute particulière, non-seulement sous le rapport de la gravité du mal, mais encore sous celui de la structure du produit pathologique lui-même. Dans tous les cas connus jusqu'à nos jours, l'issue de cette maladie a été funeste, et la promptitude avec laquelle la mort arrive, peut justifier en quelque sorte l'impuissance de l'art. Le diagnostic se trouve ici entouré de tant d'obscurité, que le danger ne se révèle malheureusement que lorsqu'il n'est plus possible de lui échapper. Un exemple de ce genre d'affection s'est offert à moi.

OBSERVATION.

Charles E...., âgé de neuf ans, d'une bonne constitution, avait été atteint, à l'âge de deux ans, d'une légère maladie indéterminée, qui ne dura que quelques jours. Plus tard il contracta une toux qui ne le quitta point pendant tout un hiver; la voix n'était point altérée, et la toux, quoique sèche, n'était accompagnée d'aucun embarras dans la respiration. Depuis lors ce garçon a été bien portant jusqu'à l'âge de huit ans et demi. A cette époque la voix, auparavant claire et naturelle, devint grêle par intervalles, caractère qu'elle conserva plus tard d'une manière continue; il survint même dans la respiration une gêne légère, mais qui n'éveilla point l'attention des parents.

N.° II.

La voix acquit un timbre enfantin; ce changement ne fut accompagné ni de toux, ni d'aucun dérangement dans les autres fonctions. Dans les premiers jours de septembre (1857) on s'aperçut d'une certaine oppression de poitrine chez le petit malade, qui n'en continua pas moins à fréquenter l'école et à se livrer à toutes ses occupations habituelles. Le 9 du même mois, la voix étant devenue un peu rauque, on administra des potions résolutives, et de la dyspnée étant survenue, on appliqua, vers le soir, dix sangsues sur la région du larynx, et, après leur chute, l'on entretint l'écoulement de sang par l'application d'un cataplasme émollient. Le lendemain, 10, l'enfant, ayant passé une bonne nuit, demanda à sortir, et l'on eut de la peine à le retenir au logis. Il existait encore une certaine difficulté dans la respiration, ce qui m'engagea à prescrire une nouvelle application de sangsues au cou, des pédiluves sinapisés et des frictions mercurielles sur le larynx. Le 11, au soir, il n'y eut encore aucune amélioration, au contraire la dyspnée avait augmenté; l'enfant était du reste sans douleur, sans agitation et sans fièvre. J'administrai un vomitif, et quoique des évacuations eussent eu lieu par le haut, il ne survint point de changement favorable. Aucune toux n'étant venue se joindre à cet état, et la respiration devenant de plus en plus embarrassée, sans que la maladie portât le caractère d'une inflammation aiguë de la muqueuse laryngée ou bronchique, j'avertis les parents que je pensais, d'après tout ce qui a précédé, qu'un corps étranger s'était formé dans l'intérieur du larynx, et que, dans les derniers temps, ce produit a dû prendre un développement tel, que le libre passage de l'air, à travers les voies aériennes, s'en trouvait intercepté. Mes appréhensions n'étaient que trop fondées; car bientôt l'aphonie devint presque complète; une plus grande gêne se manifesta dans la respiration, et une coloration bleue de la face annonça un trouble bien marqué dans l'économie. Je déclarai qu'une opération, dont au reste on ne pouvait assurer le succès, devait être tentée; mais, ne pouvant fournir de garantie de réussite, ma proposition ne fut point acceptée. Du 11 au 12, les symptômes devinrent de plus en plus alarmants, l'asphyxie et la cyanose s'établirent, et après quelques atteintes de lipothymie, l'enfant succomba dans l'après-midi, après une courte agonie.

AUTOPSIE CADAVÉRIQUE.

Je ne pus examiner que le larynx; mais cette exploration a suffi pour rendre raison de tous les phénomènes morbides observés pendant la vie. J'ai trouvé une excroissance charnue, lobulée, du volume d'une noisette, fixée, à l'aide d'un pédicule, à toute l'étendue du ligament inférieur gauche (corde vocale) de la glotte. Cette tumeur, arrondie et assez lisse, était divisée par plusieurs sillons superficiels, à sa partie supérieure, et obturait complétement la fente glottique (voy. fig. I). Sa couleur était d'un rouge pâle; sa consistance approchait de celle d'un tissu fibro-celluleux, et toute sa surface externe, légèrement bosselée, était en continuité de tissu avec la membrane muqueuse laryngée, qui, nulle part, dans tout l'appareil vocal, ne montrait la moindre trace d'altération organique.[1]

REMARQUES.

Cette observation vient se rattacher à celles publiées par les auteurs, et qui se trouvent disséminées dans différents ouvrages connus jusqu'à ce jour. Mon fils Albert a, dans sa Dissertation inaugurale[2], rapporté ces divers cas, et le nombre qu'il en a pu retrouver comme appartenant en effet à la maladie en question, se monte à 14[3]. Qu'il me soit permis de rappeler ici les principaux faits énoncés dans ce travail, et les conséquences que l'on a cru pouvoir déduire de leur appréciation. Ces données pourront servir peut-être à élucider quelques points de la maladie que je viens d'observer, et à appeler l'attention des praticiens sur une altération organique si grave et si insidieuse.

La partie de l'histoire des polypes du larynx la moins avancée et cependant la plus importante, est la symptomatologie; tous les phénomènes auxquels cette maladie donne lieu, étant ceux qui se rencontrent dans plusieurs autres maladies de l'organe vocal.

1. La pièce se trouve déposée au Musée d'anatomie sous le n.° 1630 *A*.
2. Des Polypes du larynx, par Alb. Ehrmann. Strasbourg, 1842, in-4.°
3. Lieutaud, Hist. anat. méd. t. II, p. 297, observ. 63 et 64.
   Desault, Œuvres chirurgicales, par Bichat, t. II, p. 254.
   Pelletan, Clinique chirurgicale, t. I.er, p. 15, observ. 8.
   Otto, *Seltene Beobachtungen zur Anatomie, etc.*, 1824, *S*. 100.
   Senn, de Genève, Journal des progrès des sciences médicales, 1829, t. V, p. 230.
   Trousseau et Belloc, Traité des maladies du larynx, p. 41.
   Siemon Dawosky, *Journal für Heilkunde von Hufeland*, févr. 1835.
   Albers, *Beobachtungen auf dem Gebiete der Pathologie, etc.*, *S*. 161.
   Gérardin, Lecture faite à l'Académie, le 27 septembre 1836.
   Rendtorff, Thèse inaugurale. Heidelberg, 1840.

L'enrouement et l'aphonie sont les deux sypmtômes qui se rencontrent presque constamment. Si ces phénomènes durent depuis un temps très-long, ils ont plus de valeur que lorsqu'ils sont récents. L'altération de la phonation tient, sans nul doute, à un changement survenu à la membrane qui revêt les cordes vocales. L'abolition complète de la voix doit donc toujours faire présumer une affection assez avancée d'un des bords de la glotte, sinon de tous les deux. Le timbre enfantin de la voix, qui a été remarqué chez le petit malade qui fait le sujet de l'observation qui précède, provenait de ce que le polype, occupant toute l'étendue d'une corde vocale, a dû commencer par une espèce d'hypertrophie de celle-ci; la glotte s'est trouvée d'abord rétrécie sans être notablement déformée, et donnait des sons qui n'avaient d'anormal, que leur extrême acuïté.

La toux est, sinon un phénomène concomitant constant, du moins assez fréquent; la sympathie intime qui lie le larynx aux autres organes respiratoires, explique suffisamment ce fait : cependant elle ne peut avoir de valeur diagnostique pour les polypes, lorsqu'il existe en même temps une maladie du poumon. Dans quelques cas elle a présenté un caractère particulier, que l'on a comparé à celui de la toux croupale. La sensation d'un obstacle dans le larynx, pendant l'expectoration et pendant la déglutition d'aliments solides, est assez caractéristique, mais d'ordinaire elle ne survient que très-tard. La dyspnée est un symptôme constant; elle peut commencer par être très-peu sensible, s'augmenter peu à peu, ou bien apparaître tout d'un coup, accompagnée de ce sentiment pénible qui fait croire au malade, que la vie va lui échapper. Ces accès de suffocation se présentent d'une manière variée; ils commencent ordinairement sans signes précurseurs : la dyspnée se change subitement en orthopnée; la respiration devient haletante, sifflante; les yeux s'injectent et la face se tuméfie; quelquefois une inspiration pénible, exécutée avec effort, met à tous ces symptômes alarmants. Lorsque ces accès se répètent avec le même mode d'invasion et de terminaison, on peut soupçonner la mobilité de l'obstacle, et la douleur indiquera, dans la plupart des cas, que le corps étranger est fixé par un point aux parois du larynx. Les remèdes que l'on emploie d'ordinaire pour calmer ces accès, n'ont point d'effet, et lorsque l'obstacle ne cède pas, et que l'hématose s'altère toujours de plus en plus, il faudra bien recourir à des moyens énergiques (la laryngotomie). On a vu le premier accès enlever le malade. Un seul signe peut être regardé comme certain, c'est la vue du polype, soit qu'il ait été rejeté en partie ou en totalité, soit que l'on parvienne à découvrir, à l'aide d'un petit miroir pareil à ceux dont se servent les dentistes, une de ses parties engagée dans la glotte, ou qu'on puisse le toucher, en introduisant un doigt par la bouche. Le stéthoscope pourrait fournir à une oreille exercée des notions précieuses sur la présence d'un polype dans le larynx. Il est probable qu'en appliquant cet instrument sur différents points de cet organe, on entendrait une espèce de souffle, et cela plutôt pendant l'expiration que pendant l'inspiration. Ne serait-il pas possible de percevoir quelquefois un bruit de soupape, chaque fois que le polype serait poussé avec une certaine force vers la glotte, ou bien encore un bruit de drapeau qui flotte, analogue à celui que perçoivent eux-mêmes les malades qui portent des polypes mobiles dans les fosses nasales.

La marche de cette maladie, quoique chronique, est très-insidieuse, puisque, d'une apparente bénignité, elle peut passer, en un temps très-court, à une gravité mortelle, et dans plusieurs cas la mort a précédé le premier soupçon même de son existence. Sa terminaison a toujours été fatale, comme il a déjà été dit.

Il est des états morbides du larynx, avec lesquels le polype pourrait être confondu : tels sont l'œdème de la glotte, le croup, les corps étrangers venus du dehors, la phthisie laryngée, les abcès qui se forment dans certaines laryngites aiguës, et enfin les tumeurs de différente nature, qui peuvent se développer dans l'organe vocal. La première de ces maladies, l'œdème de la glotte, se distingue principalement : 1.° par son acuïté et par la rapidité de son invasion, sans altération préalable sensible des organes respiratoires; 2.° par la coexistence plus fréquente d'une angine et le manque d'intervalle entre les accès de suffocation; 3.° enfin, par cette difficulté extrême de l'inspiration accompagnée de sifflement, et par la facilité avec laquelle s'opère par contre l'expiration. Le toucher par la bouche peut, du reste, faire constater la maladie, puisqu'elle ne siége pas précisément à la glotte; mais bien aux replis aryténo-épiglottiques, qui sont plus accessibles encore à nos moyens de diagnostic, que les parties où siégent communément les polypes.

Pour distinguer le croup, du polype, on aura égard : à l'âge du malade, à des accès antérieurs, au siége de la douleur, au bruit qui accompagne les deux temps de la respiration, à l'état fébrile, au caractère en même temps inflammatoire et spasmodique que présente cette maladie; enfin à ce timbre particulier de la toux, qu'il suffit d'avoir entendu une fois pour n'en jamais perdre le souvenir. Un dernier signe, qui est pathognomonique, c'est l'excrétion de fausses membranes.

Quant aux corps étrangers venus du dehors, on peut, dans la plupart des cas, apprendre des malades eux-mêmes, la cause de leur souffrance; mais il est arrivé quelquefois que, pendant le sommeil ou d'une manière dont on a de la peine à se rendre compte, il est arrivé, disons-nous, qu'un corps étranger, tel qu'un ver lombric, comme nous en possédons un exemple, se soit introduit dans le larynx, et, par conséquent, mette à l'épreuve la sagacité du médecin. Dans ce cas, il y aura toujours de la douleur, soit au larynx, soit vers la base du sternum, soit alternativement à ces deux endroits; le malade éprouvera la sensation d'un corps extrêmement mobile, qu'il lui semblera possible de rejeter, et qui cependant, chaque fois qu'il sera sur le point de sortir du tube aérien, s'y arrêtera et menacera de produire la suffocation.

Nous avons à signaler, de plus, les tumeurs de divers genres qui peuvent se développer dans le larynx, et qui, tout en produisant à peu près les mêmes accidents que les polypes, donnent cependant quelquefois lieu à des indications ou à des contre-indications particulières pour le traitement. Mais il faut avouer qu'il y a plusieurs de ces tumeurs, à la vérité très-rares, qu'il est, on ne peut pas plus difficile, sinon impossible, de distinguer des polypes. Quel moyen possédons-nous, par exemple, pour nous assurer que le corps qui met obstacle à la respiration, est une hydatide, un ganglion lymphatique tuméfié, une tumeur enkystée, ou une autre production de la nature de celles qui ont été en partie observées, en partie seulement rapportées par ALBERS. [1] Nous n'aurons guère d'autres indices que la douleur fixe, l'immobilité de la tumeur et son siége, qui occupera plus souvent la partie la plus inférieure du larynx.

Nous devons faire remarquer, que les tumeurs de nature cancéreuse, naissent le plus souvent à l'extérieur du larynx, et qu'elles s'étendent alors jusqu'à lui, en envahissant tous les tissus qui l'entourent.

Un ganglion lymphatique se tuméfie et s'abcède rarement sans qu'une série de ces mêmes organes ne soit en même temps affectée dans la même région.

Les excroissances qui se forment dans le larynx, pendant le cours d'une maladie syphilitique, caractérisée d'ailleurs par d'autres phénomènes secondaires, seront peut-être plus facilement, sinon diagnostiquées, du moins soupçonnées.

Les abcès, se développant parfois dans les replis ary-épiglottiques après

---

1. *Beobachtungen zur Pathologie*, etc., page 96 et *seq.*

une laryngite aiguë, peuvent encore simuler la présence d'un polype; mais une observation rigoureuse des phénomènes qui accompagnent cette inflammation mettra à l'abri de l'erreur.

Une dernière maladie, qui s'accompagne de végétations dans le larynx, et par suite, d'accès de suffocation, c'est la phthisie laryngée. Cette affection, arrivée à ce point de développement, est généralement accompagnée de phthisie pulmonaire, déjà trop avancée en elle-même, pour permettre d'espérer quelques succès d'une opération chirurgicale.

Anatomie pathologique.

Il est difficile de déterminer rigoureusement la nature des polypes du larynx d'après les descriptions qu'en ont données les observateurs. Quelques-uns, tels que LIEUTAUD et DESAULT, se bornent à appeler du nom de *polype* les excroissances qu'ils ont rencontrées. PELLETAN qui intitule son observation : *tumeur squirrheuse à pédicule,* nous semble avoir rencontré plutôt un polype fibreux. M. SENN, de Genève, qualifie de *fibreuse* la tumeur qu'il a observée. Une troisième qui pourrait rentrer sous cette dénomination, est celle qu'a décrite M. GÉRARDIN. Quant à la tumeur en forme de grappes de raisin, et de consistance dure comme cartilagineuse, dont SIEMON DAWOSKY rapporte l'histoire, il est certain que c'était, dans l'origine, un polype fibreux qui aura subi la transformation cartilagineuse, comme on l'observe en effet quelquefois dans ces productions accidentelles. Le seul cas qui semblerait devoir être rangé parmi les polypes charnus proprement dits, est celui d'OTTO, dont plusieurs parcelles furent rendues par l'expectoration. J'ai rencontré dans le polype de l'observation rapportée plus haut, une substance fibro-celluleuse analogue à celle des cordes vocales, ce qui porte à croire que ces excroissances se développent de préférence dans la partie du larynx où ce tissu existe, et que c'est de son altération que dépend, dans la majorité des cas, la formation du polype.

Mais de ce que la substance cellulo-fibreuse est le siége d'un semblable travail pathologique, il ne s'ensuit pas que la membrane muqueuse qui la recouvre ne puisse point participer à cette altération; il est au contraire probable qu'elle y participera, mais il devient difficile de décider laquelle de ces deux substances, la muqueuse ou la fibreuse, est le siége primitif de l'altération. On est tenté de croire que c'est la muqueuse qui se trouve le plus ordinairement modifiée en premier lieu, et que c'est à l'affection consé-

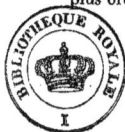

cutive du tissu fibro-celluleux que l'on doit attribuer le développement des polypes dans le larynx; puisque, dans les points où elle n'existe pas, la tunique muqueuse subit des altérations d'une tout autre nature. C'est ainsi que Hasse[1] et Albers[2] admettent que l'hypertrophie de la membrane muqueuse peut, dans certains cas, rares à la vérité, devenir le siége ou le point de départ de tumeurs polypeuses circonscrites. Gluge[3], se prononçant pour la structure fibreuse de ces excroissances, les fait consister, d'après ses observations microscopiques en *Fasern, Epithelium-Cylindern, einigen Kernzellen und Blutgefässen.*

La forme de ces tumeurs fibro-celluleuses est obronde, parfois bosselée, lobulée, toujours pédiculée. Ces pédicules sont tantôt larges, tantôt grêles, uniques ou multiples, et rarement parcourus par des vaisseaux sanguins d'un calibre notable : on les rencontre aux environs de la glotte, c'est-à-dire sur les cordes vocales, beaucoup plus rarement dans l'épaisseur des replis ary-épiglottiques et dans les ventricules de Morgagni; une seule fois on en a rencontré un au point où le larynx s'unit à la trachée-artère.

Je dois à l'obligeance de mon excellent et savant ami M. le professeur Leuckart, l'avantage de pouvoir joindre au dessin qui représente la maladie que j'ai eu occasion d'observer, deux autres cas, dont les préparations sont conservées au Musée anatomique de l'université de Fribourg. L'une de ces pièces (voy. fig. II) provient d'un homme adulte, mort très-probablement par l'effet du polype dont son larynx est garni[4]. Cette excroissance, en tout semblable à celle recueillie sur le jeune sujet de mon observation, se trouve également implantée sur le ligament inférieur et gauche de la glotte, et remplit entièrement la fente du larynx: il est à regretter que l'on ne connaisse rien de l'histoire de la maladie, ni des circonstances qui ont dû accompagner la mort de l'individu atteint de cette grave affection. La seconde pièce est un larynx de vache, offrant à peu près la même transformation organique et obturant presque en entier l'ouverture du tuyau vocal (voy. fig. III). L'animal fut abattu, puisque depuis quelque temps sa voix était devenue enrouée, et qu'une difficulté toujours croissante de la respiration faisait craindre une mort prochaine. J'ajouterai enfin que le professeur Albers, de Bonn, a

1. *Pathol. Anatomie,* 1ster Bd., S. 386. Leipzig, 1841, in-8.°
2. *Kehlkopfskrankheiten,* S. 99.
3. *Abhandl. zur Physiol. und Pathol.;* Iena, 1841, in-8.°, et Cannstatt, *Jahresbericht über die Fortschritte der gesammten Medizin,* 1stes Heft, S. 25. Erlangen, 1842. L'article est d'Albers.
4. N.° 423. *Auswuchs auf der Schleimhaut des Luftröhrenkopfes.*

Maladie organique
de l'APPAREIL VOCAL.

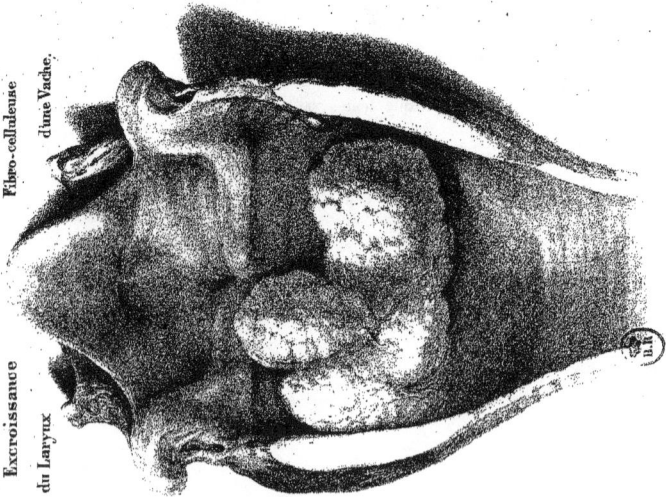

Fig III

Excroissance
du Larynx

Fibro-cellulense
d'une Vache.

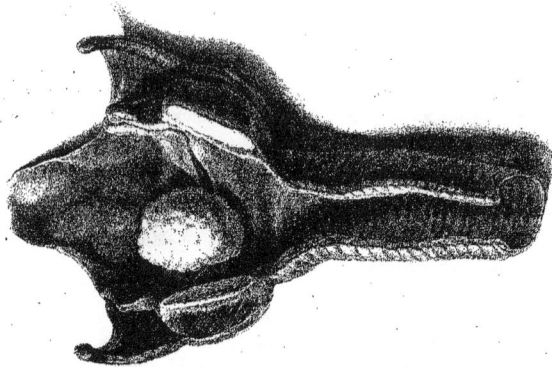

Fig.II.

Polype du Larynx d'un Adulte,
conservé au Musée d'Anatomie de Fribourg

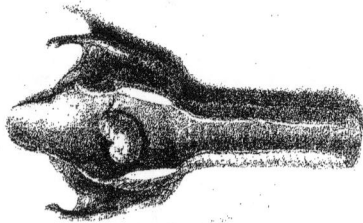

Fig.I.

Polype du Larynx
observé sur un enfant de 8 ans.

Lith. d.E.Simon à Strasbourg

récemment publié[1], et fait représenter plusieurs exemples de polypes du larynx, soit pédiculés, soit lobulés, et dont la plupart sont fixés au ligament inférieur gauche de la glotte; il cite de plus une observation du docteur PRINZ[2] d'un polype laryngé trouvé sur un cheval.

Que dire, d'après tout ce qui précède, du traitement à diriger contre la maladie qui fait le sujet de cette observation? Quand on songe combien le diagnostic est difficile à établir, on n'est plus étonné de voir se terminer par la mort, sans avoir été parfaitement reconnus, tous les cas rapportés par les différents auteurs, sans en excepter celui dont j'ai communiqué l'histoire; mais dès qu'un examen scrupuleux aura mis le praticien à même de croire à l'existence d'une semblable tumeur dans l'intérieur du larynx, il devra nécessairement faire varier le traitement suivant la période de la maladie. L'opération de la laryngotomie, dans le but d'extirper le polype, doit être sans contredit, la seule ressource dans les cas où ce dernier serait volumineux et implanté largement sur la membrane laryngienne; cependant elle n'a pas encore été tentée. Les grands maîtres en parlent à l'occasion de l'autopsie, et aucun fait ne prouve qu'elle ait jamais été mise en usage sur le vivant; aussi faut-il convenir que les difficultés sont graves, que c'est dans des cas semblables qu'il faut, de la part du médecin, une décision rapide, soudaine; car l'asphyxie est imminente, et tout délai rendrait inutiles les secours de l'art quelque ingénieux qu'ils puissent être.

1. *Anatomisch-pathologischer Atlas*, 13te Lieferung. Tab. VII, fig. I, II, III, et tab. VIII, fig. I.
2. *Wöchentliche Beiträge der mediz. und chirurg. Klinik von D.r Chr. Aug. CLARUS und D.r Just. RADIUS, Bd. IV, S. 19.*

MALADIE ORGANIQUE

DE

L'APPAREIL OSSEUX.

TUMEUR SANGUINE DÉVELOPPÉE DANS LE TISSU DIPLOÏQUE DU CRANE; ACCIDENTS GRAVES;
APPLICATION DU TRÉPAN; MÉNINGITE SUIVIE DE MORT. AUTOPSIE CADAVÉRIQUE ·RÉVÉ-
LANT DES PHÉNOMÈNES EXTRAORDINAIRES.

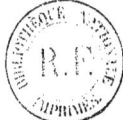

Le développement d'une tumeur sanguine circonscrite entre les deux
tables de la voûte du crâne, est une affection dont il est de toute impossibilité de déterminer l'origine et les progrès. L'existence seule de cette altération organique est déjà un fait rare, et s'il est difficile d'arriver à un
diagnostic tant soit peu fondé, dans la plupart des maladies concernant la
structure des os, celle dont je cite ici un exemple, n'ayant été caractérisée
par aucun signe extérieur appréciable, a dû rester pendant la vie un problème
insoluble. Voici les principales circonstances de cette observation : Rosine S.,
âgée de quarante ans, souffrait depuis plusieurs années d'une violente
céphalalgie, qui avait pour siége constant la partie moyenne de la région
pariétale droite; les douleurs acquirent, au bout d'un certain temps, une
telle intensité, qu'aucun remède ne parvint à les calmer; ni antiphlogis-
tiques, ni sédatifs, ni révulsifs, employés tour à tour, ne changèrent rien à
la nature des souffrances, et l'absence de tout désordre extérieur, ainsi
que le manque de mouvement fébrile, durent exclure toute idée d'un travail inflammatoire soit chronique, soit aigu. Les douleurs, toujours rapportées à la même place, devinrent enfin intolérables; la malade, qui pendant
bien longtemps avait fait preuve de courage et de raison, conçut des idées
de suicide; poursuivie de l'idée qu'un corps étranger, mobile, est engagé
entre le cerveau et le crâne, elle réclame à grands cris une opération qui

l'en débarrasserait. Mon ancien ami et maître, le professeur Lobstein, pressé par les instances réitérées de la malade, et voyant l'insuccès de tout autre traitement, pensa que l'on pouvait obtempérer à ses désirs, et me pria de pratiquer le trépan. La femme ayant été préparée convenablement, j'y procédai en suivant les règles ordinaires; après l'incision cruciale du cuir chevelu, préalablement rasé, j'appliquai la couronne sur l'endroit que je me fis indiquer comme le siège des souffrances, et j'enlevai sans difficulté la portion d'os correspondante. La dure-mère ayant été mise à nu, on ne put y reconnaître aucune trace d'altération; cette membrane était lisse dans toute l'étendue de la perte de substance faite à l'os, mais de couleur bleuâtre, tendue et élastique. Je l'incisai et j'intéressai dans la section quelqu'une des veines superficielles de l'hémisphère du cerveau, ce qui donna lieu à l'écoulement d'une assez grande quantité de sang. L'opération dura un certain temps, surtout à cause de la légère hémorrhagie survenue, et contre laquelle aucun moyen pour l'arrêter ne me semblait indiqué. J'explorai la région et les tissus sans rien découvrir, et l'état parfaitement sain des organes lésés par l'opération, me fit presque regretter de m'être décidé pour l'emploi d'un moyen dont on ne pouvait calculer d'avance les effets ni garantir l'heureuse issue. La malade avait montré le plus grand courage; elle demanda, pour en faire preuve, de revenir seule à son lit, distant de huit ou dix pas du lieu de l'opération; ses douleurs habituelles n'avaient été que légèrement modifiées par cette dernière, et un sentiment de fourmillement très-désagréable du côté de la plaie était l'unique phénomène consécutif à l'application du trépan. Les premiers jours qui suivirent se passèrent sans accident; la tête était restée parfaitement libre; il n'y eut presque point de réaction fébrile, l'appétit se conserva, et le bas-ventre faisait ses fonctions. Mais le soir du cinquième jour, sans cause apparente ou connue, la malade s'agita beaucoup et se plaignit d'une vive douleur de tête; elle la qualifia d'atroce, et un frisson très-prononcé, qui survint bientôt, annonça un trouble profond de l'économie. La douleur ne se borna point à la tête; elle se propagea bientôt le long de la colonne vertébrale et vint s'irradier vers les extrémités supérieures et inférieures; la malade jeta parfois des cris aigus. La persistance de ces accidents, la nature et l'intensité de la souffrance, l'appareil fébrile qui vint s'y joindre, et qui bientôt s'accompagna de délire, annoncèrent le développement d'une inflammation des enveloppes de l'appareil céphalorachidien. On opposa aussitôt à cette méningite une application de cinquante sangsues à la tête et le long de la colonne épinière; la perte de sang qu'elle entraîna fut très-considérable, on l'évalua à plusieurs livres; on appliqua ensuite des vésicatoires aux deux jambes; dans la nuit le délire devint continu; le lendemain, sixième jour de l'opération, la maladie acquit un caractère de gravité très-alarmant : il y eut perte totale de connaissance, pouls petit et fréquent, lèvres pâles, selles involontaires, trismus; paralysie de tout le côté gauche du corps, les globes des yeux se renversèrent en haut, et des mouvements convulsifs survinrent dans tout le côté droit. Le septième jour, une éruption de miliaire blanche cristalline se manifesta au cou et dans les régions claviculaires, le pouls devint irrégulier et très-petit. Cet état se prolongea encore pendant deux jours, et ni le délire, ni la paralysie, ni les mouvements convulsifs ne cessèrent pendant ce temps-là; le pouls s'affaiblit de plus en plus, les convulsions devinrent moindres, et le soir du neuvième jour (quatrième de la méningite déclarée) la malade, après avoir jeté quelques cris perçants, devint tranquille, et expira au milieu de faibles convulsions, accompagnées de rire sardonique.

AUTOPSIE CADAVÉRIQUE.

A l'ouverture du crâne on trouva la surface externe de la dure-mère sans aucune trace d'altération; incisée et renversée, sa face interne lisse n'était point adhérente aux membranes soujacentes; mais l'arachnoïde qui tapisse la surface supérieure de l'un et de l'autre hémisphère du cerveau était couverte d'un enduit purulent jaune et visqueux; cette membrane, ainsi que la pie-mère soujacente, était épaissie, et au-dessous d'elle on rencontrait une nouvelle couche de liquide purulent, pouvant être absterge avec les doigts de dessus les circonvolutions cérébrales; celles-ci paraissaient un peu ramollies et blafardes. Ces caractères anatomiques de la méningite récente et aiguë ne se rattachant point à l'étiologie de la maladie primitive, nous recherchâmes avec le plus grand soin, si le côté droit du crâne, siége de ces atroces douleurs, n'offrirait rien de particulier dans sa structure ou sa conformation; il était sain et normal dans toute son étendue; mais à notre grand étonnement, nous trouvâmes sur *le côté gauche* de la calotte, à l'endroit directement opposé à celui de la souffrance, et dans une étendue de plus d'un pouce, une lésion bien remarquable du tissu osseux, correspondant à la partie moyenne et inférieure du pariétal droit (voyez fig. I et II). A la surface interne de cet os, on vit la lame compacte, soulevée, faire une saillie assez considérable (A) par son relief, celle-ci devait comprimer nécessairement la dure-mère; cette même lame était amincie et en plusieurs endroits perforée, de telle sorte que la substance diploïque paraissait comme mise à nu; mais à la place de ce dernier tissu, l'on rencontra une tumeur rouge fongueuse, très-molle et très-vasculaire, semblable à une éponge et laissant écouler du sang à la pression. M. Lobstein crut y reconnaître les caractères d'un tissu vasculaire accidentel et qualifia de *télangiectasie de la substance diploïque,* cette affection organique. Autour des points perforés, la lame interne de l'os était noircie dans une étendue de quelques millimètres; cette même coloration se remarquait aussi à la surface externe de l'os, dont la lame compacte, quoique très-amincie, était restée lisse, sans élévation ni perforation (B). [1]

Les organes renfermés dans la cavité de la poitrine et dans celle du bas-ventre, n'ont rien offert de particulier.

REMARQUES.

L'observation dont je viens de donner les détails, me paraît renfermer quelques particularités dignes d'attention. D'abord la marche lente et chronique de la maladie, l'excessive douleur qui accompagnait son développement, puis la difficulté, disons plutôt l'impossibilité du diagnostic, ainsi que le genre d'altération organique révélé par l'autopsie, constituent, comme je l'ai déjà dit, des faits assez curieux en eux-mêmes. Si l'on y ajoute maintenant le bizarre phénomène d'une tumeur sanguine logée entre les deux lames osseuses de la voûte du crâne précisément dans la région opposée à celle qui était le siége de l'exaltation de sensibilité, on a bien de la peine à se rendre raison de cette singulière anomalie. Les états pathologiques du système nerveux, où l'effet croisé des faisceaux antérieurs de la moelle allongée se fait remarquer soit au-dessus, soit au-dessous de la décussation, ne sont point rares: on sait fort bien aussi que des douleurs sympathiques se manifestent quelquefois bien loin du lieu primitivement affecté; mais qu'un os du crâne, dans une partie très-circonscrite, devienne le centre ou le point de départ de vives souffrances alors qu'aucune trace de désordre ne s'y manifeste, cela s'écarte pour le moins de l'observation journalière. D'un autre côté, le peu de volume de la tumeur sanguine et sa saillie correspondante à la surface

---

1. La pièce se trouve déposée au Musée d'anatomie de la Faculté, sous le n.° 624.

Maladie organique de l'Appareil osseux.

TUMEUR SANGUINE
développée dans le tissu diploïque du Crâne.

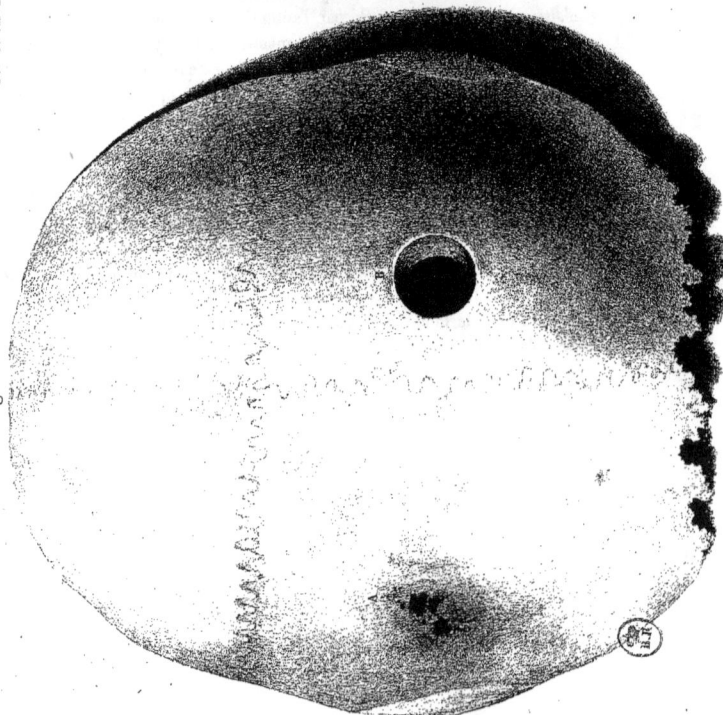

Fig. I.

Surface externe de la Voûte du Crâne

A. Lame externe de l'os pariétal gauche, amincie, noirâtre.

B. Perte de substance, opérée par le trépan.

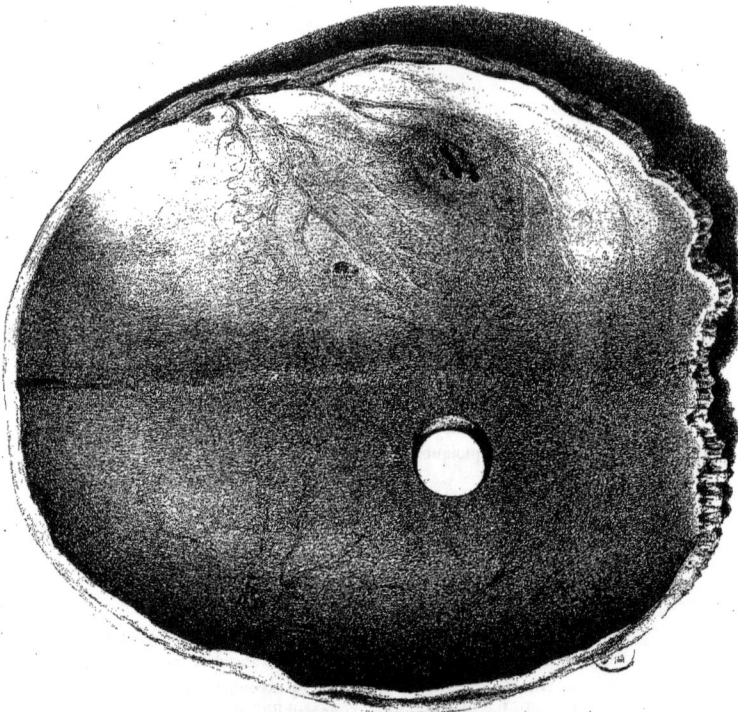

Fig. II.

Surface interne de la Voûte du Crâne.

A'. Lame interne de l'os pariétal gauche, amincie & perforée par la tumeur sanguine.

B'. Perte de substance, opérée par le trépan.

interne de la voûte crânienne, ne semblent pas non plus devoir donner lieu à des accidents très-graves. En effet, n'a-t-on pas vu dans un grand nombre de cas, des tumeurs soit du crâne, soit de la dure-mère ou même du cerveau, se développer, acquérir des dimensions considérables, et exercer une pression plus ou moins forte sur l'organe encéphalique, sans occasionner des accidents bien graves, et cela à cause de la lenteur avec laquelle ces dégénérescences ont envahi les tissus? Eh bien, ces conditions : Exiguïté de volume du tissu accidentellement développé, sensibilité peu prononcée dans les parties de l'organe où il a pris naissance, et structure normale des parties molles environnantes, existent ici à un degré marqué. Il y a donc toujours quelque chose de fort étrange quant au siége de la douleur et surtout quant à sa persistance dans le même endroit, depuis le commencement de la maladie jusqu'à l'époque de l'opération.

L'examen ultérieur de la tumeur télangiectasique située entre les deux lames de l'os, a fait découvrir une substance molle, pulpeuse, très-vasculaire, d'un rouge-brun et remplissant exactement l'espace compris entre l'écartement des lames interne et externe de l'os; le diploé a été détruit dans une assez grande étendue, et l'adhérence de cette tumeur au tissu réticulaire de l'os, dénotait un rapport intime entre l'appareil vasculaire diploïque et celui de la masse nouvellement développée. Le crâne ayant été soumis à une macération prolongée, le produit pathologique a entièrement disparu; l'espace qu'il occupait est devenu très-visible par l'amincissement et la perforation des couches compactes de l'os, on distingue maintenant une surface bombée à la lame interne du pariétal, occasionnée par la pression exercée par là tumeur sur cette partie (voyez fig. II). Cette usure lente et successive de la substance diploïque, cette dépression de la lame compacte interne de l'os pariétal à l'endroit où siégeait la tumeur, tiennent donc évidemment à la dilatation des vaisseaux capillaires sanguins ou plutôt au développement accidentel d'un tissu vasculaire nouveau. Ce phénomène de la destruction des os s'observe encore bien plus fréquemment lorsque des tumeurs viennent s'implanter ou se développer sur leur surface externe, ou sur celle qui correspond à quelque cavité du corps; tels sont, par exemple, *pour le crâne* : les dépressions et l'amincissement produits par l'hypertrophie des glandes de Pacchioni, la perforation opérée par les fongus de la dure-mère ou par les kystes apoplectiques; *pour les cavités nasales, frontales et maxillaires* : le développement de polypes fibreux, et *pour les os du tronc et des extrémités* : la présence de tumeurs anévrismales.

Un mot encore sur l'opération. Le trépan était-il indiqué dans le cas qui nous occupe? L'idée première en est partie de la malade elle-même; c'étaient de sa part des sollicitations répétées de lui ouvrir le crâne, pour la débarrasser du mouvement insupportable qu'elle y ressentait, et de la douleur excessive qu'elle endurait depuis si longtemps. Fallait-il céder à ses instances? Pendant longtemps nous résistâmes à ses désirs, en lui faisant connaître tout le danger qui se rattache aux opérations dites de complaisance, ainsi que les accidents graves qui suivent parfois les lésions du crâne et de l'organe encéphalique. La malheureuse insista, en nous menaçant d'attenter à sa vie; la crainte d'avoir à supporter la responsabilité d'un pareil acte, nous fit céder enfin à ses vœux, et l'opération fut décidée.

MALADIE ORGANIQUE

DE

L'APPAREIL URINAIRE.

DÉGÉNÉRESCENCE SQUIRRHO - CANCÉREUSE DE LA VESSIE ; VÉGÉTATIONS FONGUEUSES A LA
SURFACE INTERNE DE CET ORGANE ; CALCUL URINAIRE TRÈS-VOLUMINEUX ; TENTATIVE DE
LITHOTRITIE.

La coexistence d'un calcul urinaire et d'une affection organique de la vessie
n'est point un fait rare ; la membrane muqueuse de la poche vésicale devient
très-souvent le siége de tumeurs polypeuses ou fongueuses chez les calculeux,
et il y a tout lieu de croire que l'irritation produite par la présence du corps
étranger favorise le développement de ces excroissances, quoique celles-ci
puissent aussi exister seules. CIVIALE[1] assure avoir observé fort souvent le
fongus de la vessie avec ou sans complication de calcul. « C'est le plus ordinairement, dit-il, au col ou au bas-fond de la vessie qu'il siége, mais on en
a trouvé aussi au sommet ou à la partie antérieure de cet organe ; il y a même
des cas où la surface interne de ce dernier en est entièrement parsemée. Ce
sont ces tumeurs fongueuses qui, par leur long séjour, exaspérées par la
présence de la pierre, déterminent plus tard la dégénérescence squirrheuse
et cancéreuse de la vessie urinaire. » Un exemple de ce genre de lésion s'est
offert à mon observation et j'en consigne ici les détails.

HISTOIRE DE LA MALADIE.

Joseph M., âgé de quarante-un ans, vigneron, entra à la clinique de
chirurgie confiée à mes soins, le 11 octobre 1833, se plaignant de douleurs
très-vives dans la région pelvienne, d'incontinence d'urine et de pesanteur

---

1. Traité de l'affection calculeuse.

N.° IV.

insupportable au périnée. Cet homme me déclara qu'il était malade depuis près de douze ans, mais il ne put nous donner aucun renseignement positif sur le développement et la marche de son affection; il nous apprit seulement que la présence d'un calcul dans la vessie avait été d'abord méconnue, et que dans les derniers temps seulement on en avait constaté l'existence. A l'exploration du bas-ventre je découvris dans la région sus-pubienne une tumeur volumineuse très-dure, douloureuse à la pression et faisant une saillie assez forte au-dessus du pubis. Une sonde d'argent introduite dans la vessie me fit reconnaître aussitôt un calcul, qui parut être d'un volume considérable; mais la poche urinaire était rétrécie au point qu'il fut difficile d'y faire pénétrer l'algalie, et cet instrument une fois introduit, semblait s'engager, à chaque mouvement qu'on lui imprimait, entre deux résistances solides, où il restait enclavé. Le cathétérisme ainsi pratiqué donna issue à une petite quantité d'urine, dans laquelle nageaient des flocons muqueux. Je mis une sonde de gomme élastique à demeure dans la vessie, tant pour soustraire le malade au désagrément d'un écoulement involontaire et continuel d'urine que pour habituer le canal de l'urètre au contact d'un instrument qu'il serait probablement nécessaire de mettre plus tard en usage.

L'état général du malade était des plus fâcheux : visage pâle et décomposé, maigreur extrême, pouls faible et fréquent, absence totale d'appétit, vomissements réitérés depuis quelques jours, insomnie occasionnée par la souffrance continuelle; abdomen légèrement tendu, mais peu sensible : telles étaient les conditions dans lesquelles était placé le malade à son entrée à l'hospice. Je me persuadai sans peine qu'il y aurait peu à espérer des ressources de l'art. L'ancienneté de la maladie, l'état de marasme, la tumeur formée par la vessie, ne permirent pas de songer à une opération sanglante, mais ne s'opposaient cependant point à l'emploi de la lithotritie. Je résolus donc de tenter ce moyen, après y avoir préparé le malade par quelques bains et un régime tonique. L'instrument que je choisis fut celui de Jacobson; appareil ingénieux et d'une application facile. Mes tentatives n'eurent aucun succès; les moindres mouvements imprimés à l'instrument causèrent au malade d'atroces douleurs, et il fallut renoncer, pour le moment du moins, à toute manœuvre. Mais le jour même de l'opération le malade fut repris de vomissements, et vers le soir il survint du délire, qui dura pendant toute la nuit : le lendemain la prostration fut extrême; l'aphonie, les yeux hagards, la langue sèche et le pouls filiforme annoncèrent une fin très-prochaine, qui arriva dans le courant de la journée.

AUTOPSIE CADAVÉRIQUE.

Habitude extérieure du corps. Maigreur excessive, abdomen d'un volume naturel, un peu saillant vers la région pelvienne.

Poitrine. Les lobes supérieurs des deux poumons sont tuberculeux ; les tubercules du poumon gauche se présentent en partie à l'état cru, en partie suppurés ; une vomique occupe le sommet de cet organe, qui présente de plus, des adhérences nombreuses entre la plèvre costale et la plèvre pulmonaire ; cœur sain.

Cavité du bas-ventre. Muscles abdominaux minces, flasques, offrant en quelques endroits un commencement de décomposition ; le grand épiploon descend jusqu'à la vessie, à laquelle il adhère fortement ; il est d'une couleur ardoisée et d'une épaisseur considérable. Les intestins sont agglomérés, réunis par paquets : ils ont contracté entre eux et avec les parties voisines de nombreuses adhérences, dont quelques-unes difficiles à détruire. Ces organes sont recouverts d'une couche de lymphe plastique épaisse, qui, dans quelques endroits, s'enlève par lambeaux. Cette matière se trouve surtout en grande quantité dans les régions latérales et postérieures de la cavité abdominale ; elle nageait aussi sous forme de flocons albumineux dans le liquide jaunâtre qui remplissait en partie le bas-ventre ; traces évidentes d'une inflammation de la membrane séreuse péritonéale. Du reste, l'estomac, le foie et la rate sont parfaitement sains, à part une légère injection de leur membrane séreuse, dans quelques endroits.

Appareil urinaire. La vessie forme une tumeur solide volumineuse, s'élevant au-dessus du pubis et occupant presque à elle seule toute la cavité du petit bassin. Par suite d'anciennes inflammations, on trouve deux portions d'intestin réunies, par adhérence solide, au feuillet péritonéal qui tapisse la surface externe de la vessie : la première, appartenant à l'intestin grêle, est fixée dans l'étendue de $0^m,046$ à la partie postérieure et moyenne de la poche urinaire, et la seconde, correspondant à l'S romain du colon, tient à l'angle supérieur et gauche du même organe (voy. fig. I). La vessie avait contracté une épaisseur considérable ; en l'incisant pour arriver jusqu'au calcul, il fallut traverser une épaisseur de plus de $0^m,080$; son tissu, entièrement désorganisé, était transformé en une masse squirrho-cancéreuse et adhérait intimement aux parties environnantes du fond du bassin, au moyen d'un tissu cellulaire dense et induré.

Les ganglions lymphatiques du bassin, ceux des régions inguinales et lombaires, étaient très-volumineux; plusieurs d'entre eux avaient atteint la grosseur d'un œuf de pigeon; ceux qui avoisinent les vaisseaux iliaques, se trouvaient fixés à la gaîne commune de ces vaisseaux, à l'aide d'un tissu cellulaire très-solide et offraient les divers degrés de la dégénérescence cancéreuse.

La vessie, incisée sur sa paroi postérieure, offrait dans ses diverses tuniques les altérations suivantes : la péritonéale était dense, épaissie et très-résistante; la musculaire, également hypertrophiée, avait une épaisseur de $0^m,008$: c'est sur cette tunique que sont implantées les végétations cancéreuses. L'ensemble de ces fongosités, après avoir pris la place de la membrane muqueuse en la détruisant, formait une masse pulpeuse d'un blanc jaunâtre; elle occupait toute la moitié supérieure de la vessie et se propageait le long de ses côtés jusqu'à son col, de manière à ne laisser libre qu'une partie de son bas-fond; c'est cet espace précisément qui est occupé par le calcul urinaire : là, la muqueuse existe encore (voy. fig. II).

Le rein gauche, quoique fortement bosselé, avait cependant son volume normal; son tissu, assez ferme, présentait à l'incision, un état de congestion assez marqué; le rein droit, plus petit qu'à l'état naturel et aplati, avait sa membrane adipeuse épaissie et très-adhérente. En l'incisant longitudinalement jusqu'à la scissure, on trouve son tissu dense, solide, de couleur fauve claire, à l'exception de la substance corticale, composée d'une série de stries jaunâtres. Les calices sont garnis à leur surface libre de nombreux vaisseaux sanguins finement ramifiés : ils sont remplis, ainsi que le bassinet, d'une matière muqueuse, filante, chargée d'une multitude de petits graviers, et leurs parois ont acquis une notable épaisseur. L'uretère, considérablement dilaté à son entrée dans le bassin, reprend ses dimensions normales à son insertion dans la vessie.

Le calcul a la forme d'un disque épais, triangulaire (voy. fig. III^a); il pèse 180 grammes et se compose de deux parties bien distinctes. L'une, externe, formée d'un certain nombre de couches corticales de couleur blanche jaunâtre et de consistance friable; l'autre, interne, constituant la moitié à peu près de la masse totale, se présente à la coupe horizontale, sous la forme d'une concrétion beaucoup plus dure, à pointes nombreuses, de couleur brune, et au milieu de laquelle on distingue un noyau central de même substance (voy. fig. III^b). L'analyse qualitative faite par M. le docteur TAUFFLIEB a donné pour résultat approximatif, pour les couches externes : de

Maladie organique de l'Appareil urinaire.

VESSIE CANCÉREUSE

renfermant un calcul volumineux.

Vessie cancéreuse vue en dedans.

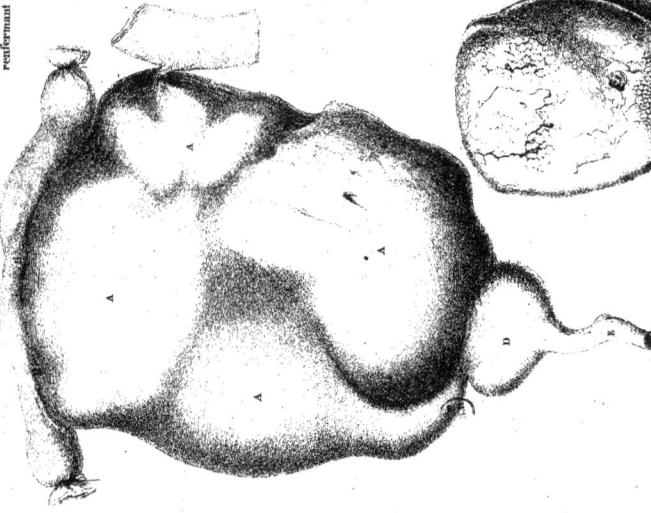

Vessie cancéreuse vue en dehors.

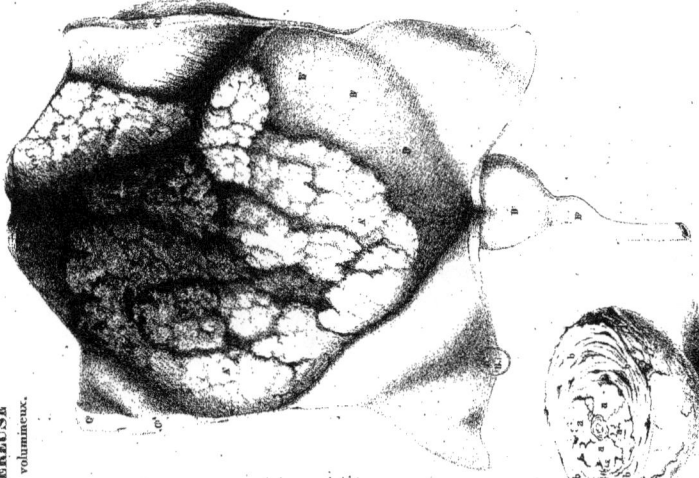

Calcul urinaire logé dans
la Vessie cancéreuse.

Coupe transversale du Calcul dans son plus
grand diamètre.

A.A.A. Surface inégale bosselée par l'épaississement &
l'induration des parois de la Vessie.
B.B.B. Adhérences solides d'une portion d'intestin grêle à
la surface postérieure de la Vessie.
C. Adhérence de l'intestin colon descendant.
D. Glande prostate.
E. Canal de l'urèthre.

A.A.A. Végétations fongueuses de la surface interne
de la Vessie.
B.B.B. Régions qu'occupait le Calcul enlevé.
C.C.C. Épaisseur des parois indurées.
D. Glande prostate.
E. Canal de l'urèthre.

Dessiné d'après nature par M.r Chazal.

Lith. de I. Simon à Strasbourg

l'acide urique, du sous-phosphate de chaux et du phosphate ammoniaco-magnésien; pour les parties centrales : de l'oxalate de chaux, le tout lié à l'aide de mucus vésical. Ce calcul urinaire, d'assez grande dimension, offrait donc, quant à sa structure interne, les caractères du calcul *mural,* et quant à son enveloppe corticale, ceux des concrétions formées par des phosphates terreux ou de l'acide urique. Il existe dans la disposition des diverses couches de cette concrétion, ainsi que de son noyau central, une symétrie admirable, ce qui suppose certaines lois d'attraction, en vertu desquelles des molécules de nature similaire viennent se réunir tantôt en lames, tantôt en pointes ou en granulations, pour former un assemblage inorganique toujours lié à l'aide d'une espèce de gluten animal ou de quelques principes constitutifs du sang.

REMARQUES.

L'altération profonde de la vessie, l'ancienneté de la maladie et le mauvais état dans lequel se trouvait le malade soumis à mon observation, rendaient nécessairement le pronostic très-fâcheux, et l'on pouvait prévoir une mort certaine alors même qu'on ne tenterait aucun moyen contre de si graves désordres. Ce cas, par conséquent, nous fournit donc plutôt un exemple du haut degré de désorganisation auquel peut arriver un organe, lorsque, abandonné à la nature, le travail destructeur exerce ses ravages sans que l'art soit venu à temps pour en enrayer les progrès. Les observations de faits semblables, cités par les auteurs, ont tous eu une issue fâcheuse qu'on ait opéré ou non; leur appréciation devait donc interdire tout essai tendant à débarrasser le malade de sa cruelle infirmité; mais il était venu dans le seul espoir qu'on pourrait lui broyer la pierre; son état de marasme était déjà si avancé que notre tentative innocente, quoique inutile, n'a point accéléré l'époque de sa mort.

La conformation extérieure, la consistance, la structure et la composition chimique des calculs urinaires, sont autant de points importants qu'une étude attentive cherche à faire servir au perfectionnement de quelque méthode thérapeutique, soit qu'elle se propose d'empêcher la formation du corps étranger, soit qu'elle cherche à l'éliminer une fois qu'il est formé.

Empêcher l'accroissement d'un calcul urinaire me semble cependant chose impossible, et tous les essais faits pour y arriver n'ont abouti qu'à en démontrer l'insurmontable difficulté. Aussi, quand on considère que les dissolvants absorbés par la muqueuse digestive se délayent dans toute la masse du sang avant d'arriver à l'appareil sécréteur de l'urine, on comprend qu'ils ne puissent que difficilement attaquer la concrétion déjà formée, et c'est tout au plus si, à l'aide de ces moyens, on parvient à prévenir les récidives après une première extraction. L'injection dans la vessie de dissolvants appropriés à la nature chimique des calculs, a été tentée à son tour, et d'ingénieux appareils ont été inventés à cet effet, sans qu'aucun succès soit venu jusques aujourd'hui constater l'efficacité de cette méthode. Restent donc toujours la taille et la lithotritie, deux procédés opératoires qui ne s'excluent point l'un l'autre, mais qui trouvent encore tous les deux des contre-indications, comme le prouve l'histoire de la maladie dont je viens de rapporter les détails.

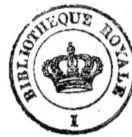

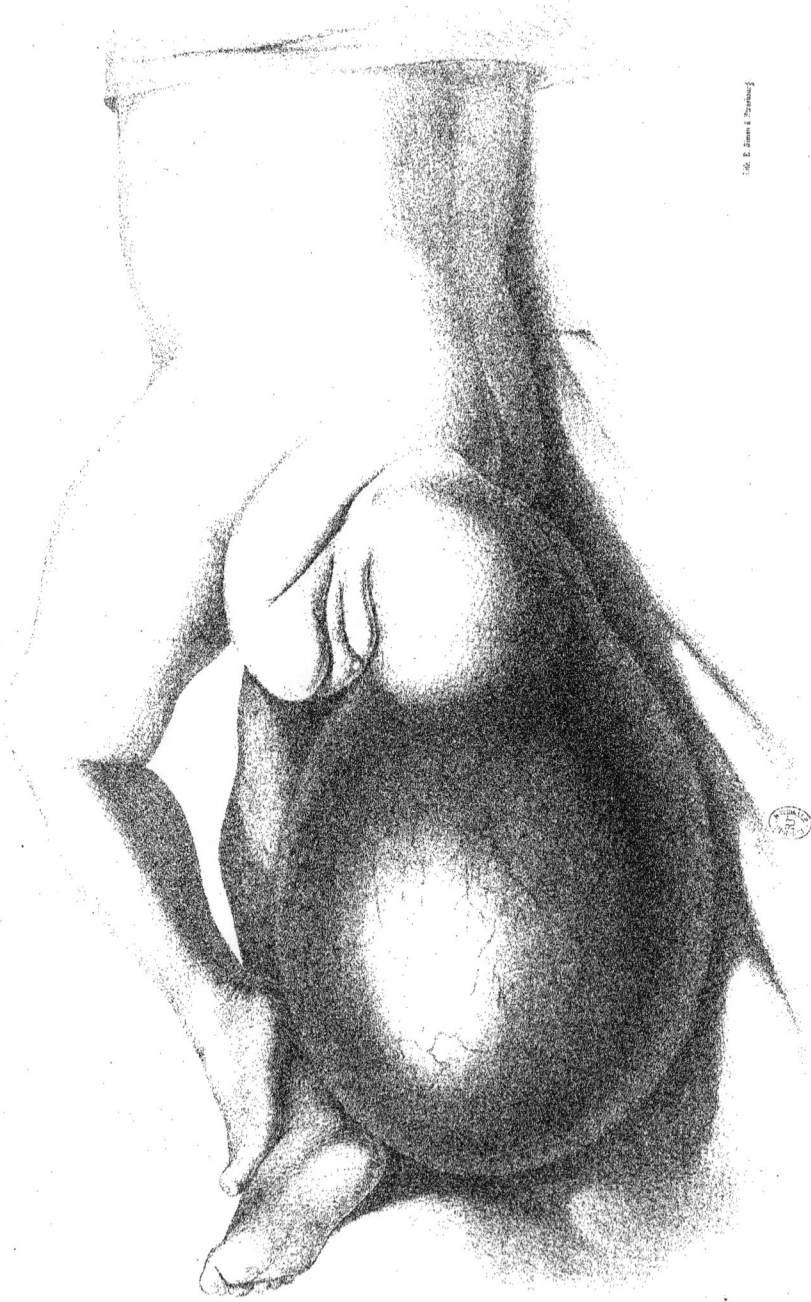

Pl. 1.

Lith. E. Simon à Strasbourg

Pl. II.

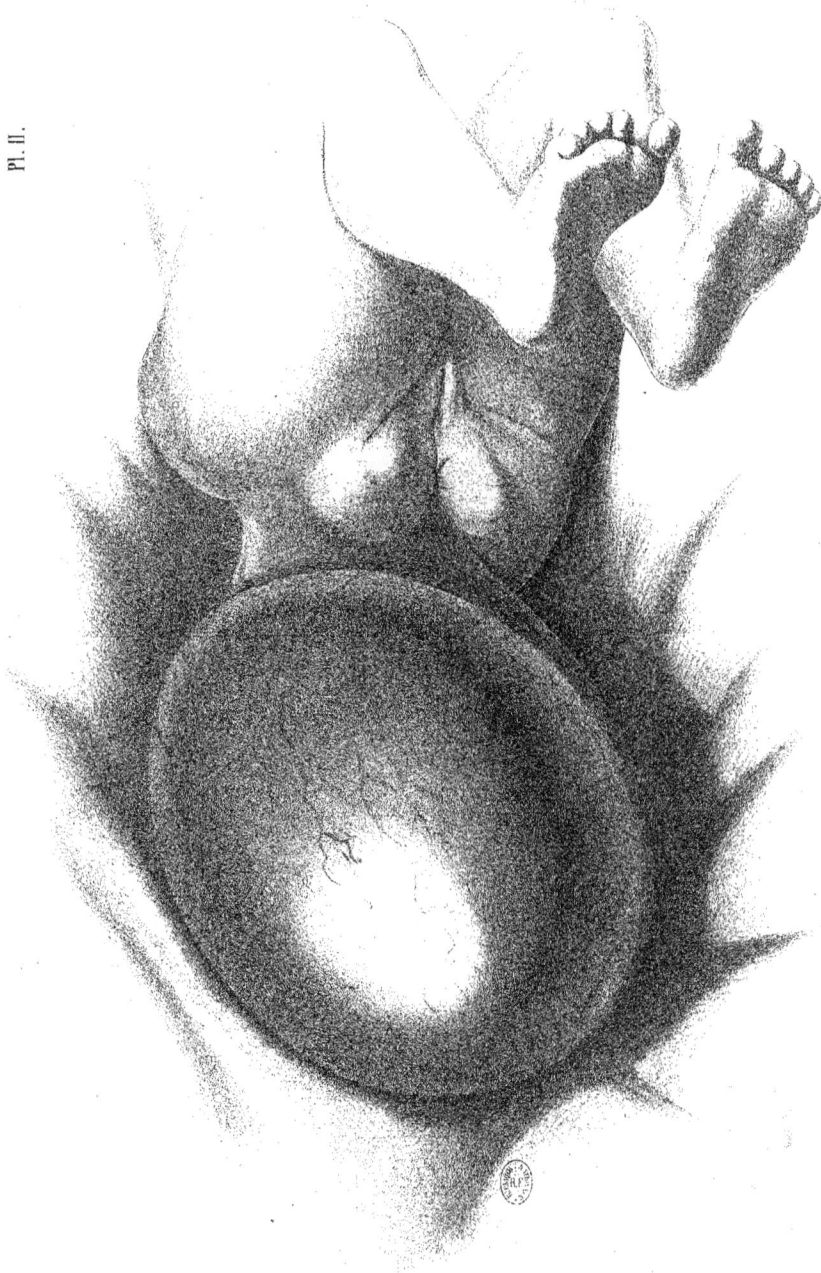

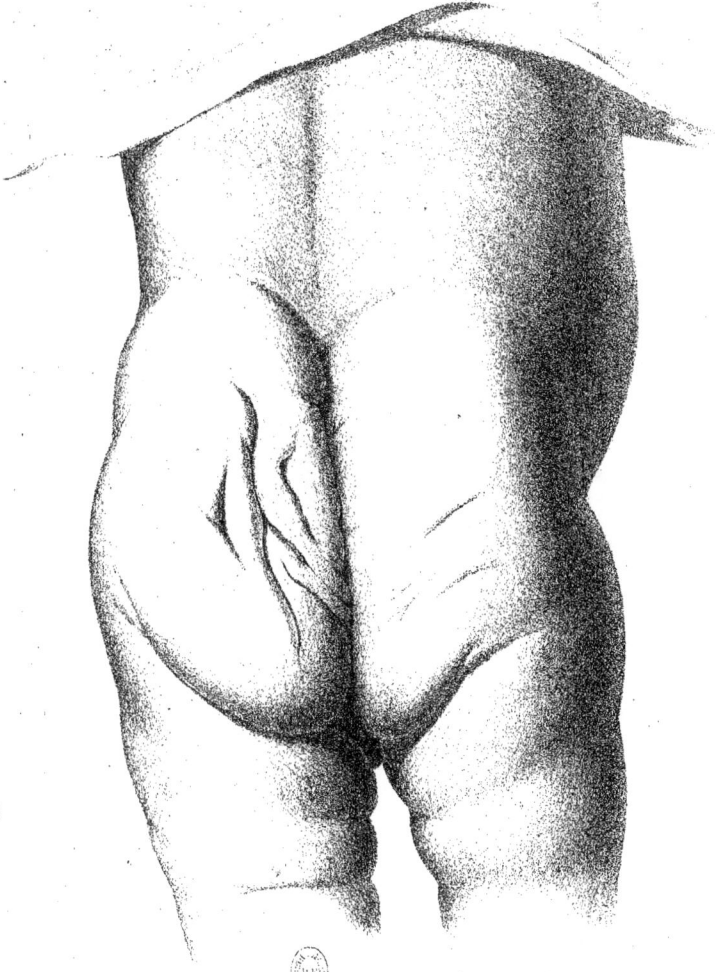

Pl. III.

Lith. E. Simon à Strasbourg.

www.ingramcontent.com/pod-product-compliance
Lightning Source LLC
Chambersburg PA
CBHW050536210326
41520CB00012B/2599